EXAMEN CLINIQUE
DES URINES

CONFÉRENCES

FAITES A L'HOTEL-DIEU-SAINT-JACQUES

Par le Dr BÉZY

Chef de Clinique médicale, médecin des hôpitaux.

TOULOUSE

IMPRIMERIE ET LIBRAIRIE ÉDOUARD PRIVAT

45, RUE DES TOURNEURS, 45

1891

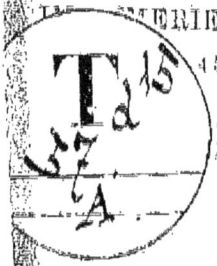

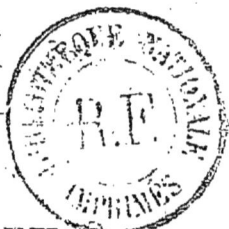

EXAMEN CLINIQUE DES URINES

EXAMEN CLINIQUE

DES URINES

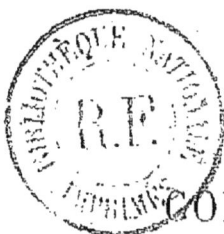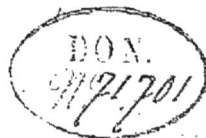

CONFÉRENCES

FAITES A L'HOTEL-DIEU-SAINT-JACQUES

Par le Dr BÉZY

Chef de Clinique médicale, médecin des hôpitaux.

TOULOUSE

IMPRIMERIE ET LIBRAIRIE ÉDOUARD PRIVAT

45, RUE DES TOURNEURS, 45

—

1891

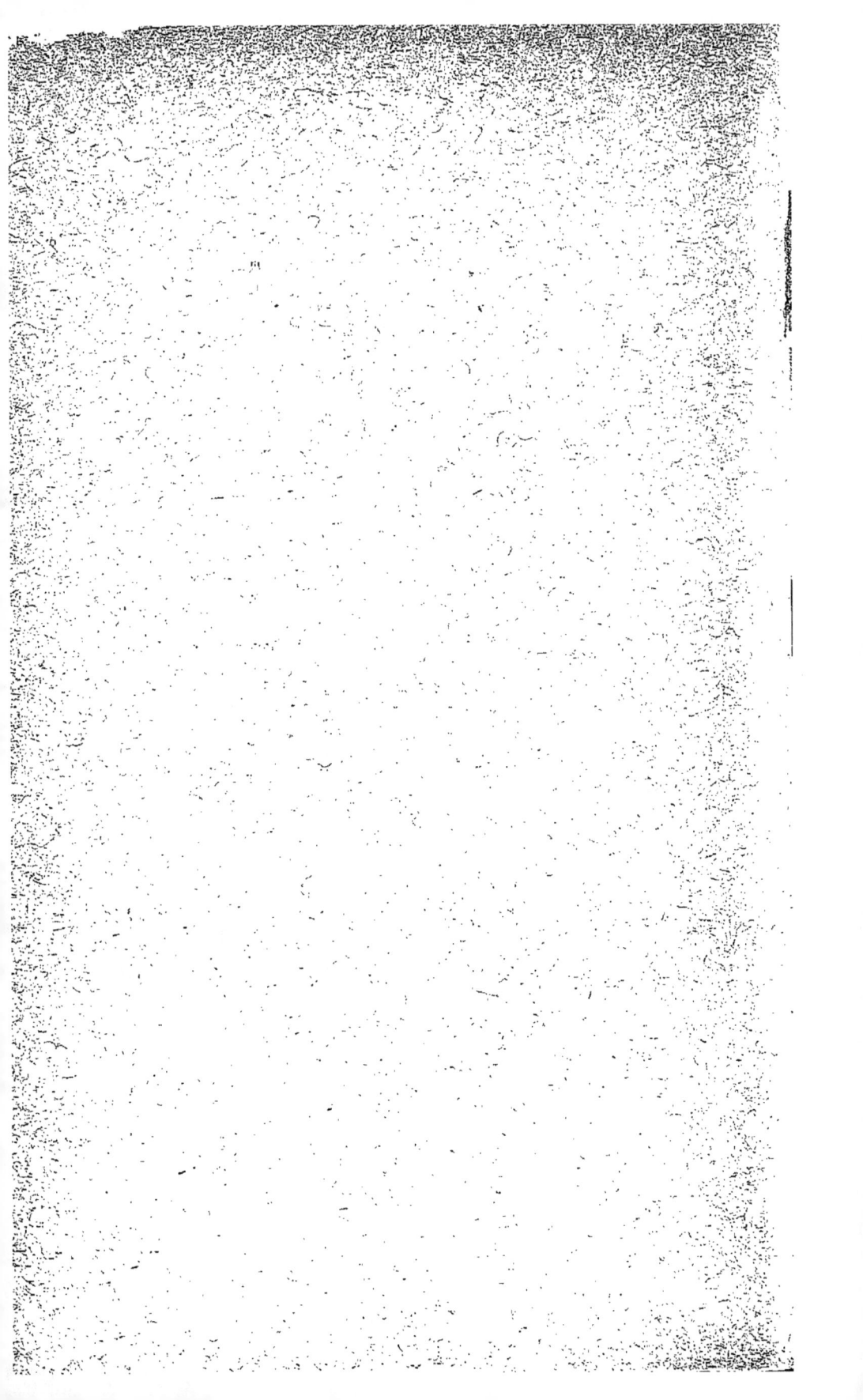

EXAMEN CLINIQUE

DES URINES

Ces conférences ont été faites dans le laboratoire de la clinique médicale de l'Hôtel-Dieu, selon les besoins du service. En les publiant, je n'ai nullement la prétention d'écrire un traité complet d'analyse des urines. Je désire simplement être utile aux élèves qui les ont suivies, en leur mettant sous les yeux un travail qui complètera leurs notes, les leur rappellera, et pourra aussi, j'espère, leur rendre quelques services plus tard dans leur pratique.

Toulouse, décembre 1890.

Dr P. Bézy.

I. — De l'urine normale au point de vue clinique.

MESSIEURS,

Vous savez qu'il est d'usage, dans ce service, d'examiner les urines de tous les entrants. Cet examen se borne souvent à la recherche du sucre et de l'albumine par les procédés les plus simples. Il est, en effet, bien important de savoir si un malade est albuminurique ou diabétique, soit que votre attention ait été déjà appelée sur ce point, et alors l'examen confirme ou infirme votre diagnostic, soit que vous désiriez savoir sur quel terrain évolue la maladie que vous avez à combattre. Je m'explique. Un malade vient à la consultation, se plaignant d'une soif ardente, d'une polyurie considérable, d'un amaigrissement rapide, vous examinez les urines : vous y trouvez du sucre, et le diagnostic de diabète, que vous aviez supposé vrai, se trouve confirmé ; un autre se présente avec de l'anasarque généralisée et un bruit du galop au cœur : la présence de l'albumine dans les urines ne fera encore que rendre

certain un diagnostic presque fait. Mais il n'en est
pas toujours ainsi, et bien souvent, sans cet examen préalable, votre diagnostic pourrait s'égarer,
au grand préjudice du malade. Voici, par exemple,
un homme qui se plaint d'apathie générale et surtout de faiblesse dans les jambes : vous pensez à
une affection de la moelle, vous recherchez le
réflexe rotulien, il a disparu ; vous examinez les
urines et vous y trouvez du sucre ; vous recherchez alors d'autres symptômes et vous finissez par
poser le diagnostic de diabète auquel vous ne
songiez nullement auparavant. Un autre malade
vient vous trouver pour une bronchite rebelle
ou pour de la faiblesse de la vue s'accompagnant
de violentes douleurs de tête : vous pensiez à une
lésion chronique des bronches, ou a une lésion
cérébrale, lorsque l'examen des urines vous révèle
que vous êtes en présence d'un brightique. Vous
entendez souvent votre maître, M. Bonnemaison,
vous dire : « Ne laissez pas faire le diagnostic de
l'albuminurie par l'oculiste ». Vous comprenez
facilement l'importance de cet examen par ces
exemples qui paraissent chaque jour sous vos
yeux

Mais l'idée de l'examen clinique des urines serait
bien incomplète si vous la limitiez à ces besoins
et à ces procédés ; le clinicien a recours à la chimie dans bien d'autres circonstances qui deman-

dent des recherches plus minutieuses. Vous com-
prendrez beaucoup mieux cette assertion lorsque
je vous aurai dit ce que sont, au point de vue clinique, l'urine et la fonction urinaire.

Notre corps, dit M. Bouchard, est un laboratoire
où se fabriquent continuellement des poisons.
Certains de ces poisons sont arrêtés et neutrali-
sés dans le foie, mais tous passent dans le sang
et doivent être éliminés. Les uns proviennent de
l'extérieur et sont des minéraux introduits par
l'alimentation, les autres sont des alcaloïdes fa-
briqués par nos organes ou des substances provenant des résidus de la désassimilation des
albuminoïdes. Nous n'avons pas à discuter ici la
nature de ces produits, mais ce que vous devez
savoir, c'est que s'ils restent dans le corps ils
amènent la mort par intoxication. Il est donc nécessaire qu'ils soient constamment expulsés au
dehors. C'est ce qui est fait au moyen d'organes
spéciaux appelés émonctoires. Vous pouvez donc
définir un émonctoire : un organe destiné à débarrasser le sang des poisons qu'il contient constamment. Vous savez déjà quels sont les organes
qui contribuent à assurer cette importante fonction : ce sont la peau, l'intestin, le poumon et surtout le rein.

Nous allons laisser de côté les trois premiers
de ces organes, bien que leur étude soit fort inté-

ressante, et nous allons voir ce qu'est l'émonc-
tion rénale.

Le sang, vous ai-je dit, est l'aboutissant de tous
les poisons que je viens de vous signaler. Vous
savez qu'il circule dans le cercle fermé des vais-
seaux ; mais, il est un point où l'appareil circu-
latoire, sans être ouvert, ce qui est contraire à
sa nature, présente cependant une disposition
telle que l'on y rencontre les avantages qu'offri-
rait une solution de continuité. Ce point est la
circulation du rein. L'artère rénale, un des plus
gros troncs qui parte de l'aorte, se résout en ca-
pillaires au contact de l'épithélium rénal. La phy-
siologie vous a enseigné les diverses théories re-
latives au mécanisme du phénomène qui se produit
à ce niveau ; nous n'avons pas à les discuter ici ;
sachez seulement que ce phénomène se réduit
pour le clinicien à une *sélection* : les poisons
sont rejetés au dehors avec l'eau provenant du
sérum sanguin. Les substances utiles sont re-
tenues dans l'économie. Si la sélection se fait
d'une façon intelligente, la santé est maintenue ;
si elle est mal faite, la santé est troublée, soit
qu'il y ait élimination d'une substance utile,
comme dans l'albuminurie, soit qu'il y ait réten-
tion d'une substance toxique, comme dans l'urémie. Vous comprenez donc combien il est important pour le clinicien de connaître l'état de la

fonction rénale qui doit pourvoir à l'élimination non seulement des poisons normaux, mais aussi des substances médicamenteuses dont l'expulsion est nécessaire, le salicylate de soude par exemple.

Ce n'est donc pas seulement pour être renseignés sur les affections de l'appareil urinaire que vous devez pratiquer l'examen clinique des urines, mais il fournira des renseignements précieux dans beaucoup d'états pathologiques ; aussi comprenez-vous l'importance de l'étude que nous allons faire et que nous allons commencer en recherchant quels sont les caractères d'une urine normale.

L'urine d'un homme sain est chargée d'une grande quantité de poisons ; celle de l'homme atteint d'insuffisance rénale est beaucoup moins toxique. Si vous désirez des renseignements plus précis sur ce sujet et sur les effets des injections d'urine aux animaux, vous les trouverez dans les remarquables travaux publiés dans ces dernières années par M. Bouchard et son école. Vous devez toujours avoir présente à l'esprit cette propriété toxique qui est une menace continuelle pour le malade atteint d'insuffisance rénale ; mais en dehors de ce caractère, il en existe d'autres qui sont plutôt du domaine de la physique et surtout de la chimie, et que je vais vous énumérer d'une façon aussi rapide et aussi complète que possible.

Vous savez déjà que la partie liquide provient du sérum sanguin qui filtre au niveau de l'épithélium rénal, mais après avoir abandonné son albumine; c'est à ce point de vue que M. Duval a pu dire que l'urine était du sérum moins l'albumine. Nous reviendrons, dans d'autres conférences, sur la quantité, la couleur, la densité et les autres propriétés de ce liquide; mais ce que je veux vous signaler, ce sont les substances qu'il renferme en dissolution dans l'eau qui le constitue. Nous diviserons ces substances en deux groupes, selon qu'elles existent à l'état normal ou à l'état pathologique.

Les substances normales sont minérales (acides sulfurique, phosphorique, etc., potasse, soude, etc.), ou organiques (urée, créatine, acide urique, matières grasses et colorantes, etc.). Je reviendrai plus tard sur celles de ces substances qui vous intéressent, vous renvoyant aux traités spéciaux si vous désirez des renseignements plus complets. Les substances anormales sont les agents médicamenteux, l'albumine, le sucre, le pus, etc. Une énumération plus longue serait fastidieuse; la clinique et nos travaux de laboratoire vous montreront quelles sont celles de ces substances que vous devez plus particulièrement étudier.

Avant de commencer la recherche de ces substances, il est un principe qui s'applique à tous les
examens cliniques d'urine, que vous devez connaître, et qui est le suivant : *Vous devez toujours
opérer sur toute l'urine des vingt-quatre heures.*
L'influence du sommeil, de l'alimentation, de la
fatigue causent des différences si grandes que
l'urine du matin peut avoir des caractères absolument inverses de ceux de l'urine du soir. Votre
examen serait fort incomplet s'il ne portait que
sur une de ces urines. En prenant toute celle
émise en vingt-quatre heures, vous ne risquez
pas de vous tromper. Cette précaution est surtout
importante quand vous recherchez l'albumine,
car cette substance peut ne se rencontrer que
dans l'urine du jour, et les malades qui viennent
à la consultation vous portent le plus souvent
celle de la nuit.

II. — Examen clinique de l'urine : Quantité, réaction, coloration, densité.

Messieurs,

Maintenant que vous savez ce qu'est l'urine au point de vue clinique, nous allons procéder à son examen, qui, pour être complet, doit comprendre une série de sept opérations :

1° Appréciation de la quantité émise en vingt-quatre heures ;

2 Examen de la réaction ;

3° Examen de la coloration ;

4° Recherche de la densité ;

5° Dosage des éléments normaux ;

6° Recherche et dosage des éléments anormaux ;

7° Examen du dépôt.

Nous allons pratiquer ces opérations sur les urines de certains malades du service.

La quantité émise en vingt-quatre heures est, à l'état normal, de 1,200 à 1,800 grammes. Chez les diabétiques elle est très augmentée; le malade couché au n° 13 de la salle Notre-Dame rend

10 à 12 litres par jour; dans d'autres cas, elle est très diminuée; ainsi cette cardiaque couchée au n° 20 de la salle Saint-Joseph, rend à peine 350 grammes par jour.

Vous examinez ensuite la réaction : à l'état normal, l'urine est acide à l'émission. Sans vouloir entrer dans le domaine de la théorie, je vous signale en passant que cette acidité n'est pas due à l'acide urique, et que sa cause est encore fort discutée. Cette constatation se fait au moyen du papier bleu de tournesol, qui rougit en présence de l'urine acide; l'urine alcaline rougit le papier jaune de curcuma. Il est très important de constater la réaction de l'urine au moment de l'émission; en effet, au bout d'un certain temps, l'urine devient alcaline, mais l'alcalinité de l'urine à l'émission est un indice de lésion profonde de l'appareil urinaire; vous en voyez un exemple dans l'urine de ce malade qui est au service pour une arthrite tuberculeuse et qui a une cystite de même nature, et peut-être aussi des lésions rénales. Vous voyez dans cette urine un dépôt très abondant. Si nous prenons avec une pipette une goutte de ce dépôt et que nous l'examinions au microscope à un assez fort grossissement, nous voyons plusieurs séries de petits corps arrondis, disposés en chaînettes : c'est le *micrococcus ureœ,* que l'on rencontre toujours dans l'urine ammoniacale. Vous voyez aussi

dans ce dépôt des corps beaucoup plus gros que
les précédents, affectant une forme parfaitement
définie que l'on a très justement comparée à celle
d'un cercueil; ce sont des cristaux de phosphate
ammoniaco-magnésien, que l'on rencontre aussi
dans les urines ammoniacales.

Pour examiner la coloration de l'urine, il faut
déposer ce liquide dans un large bocal. Cet examen a une grande importance pour le clinicien.
J'ai fait transporter devant vous les bocaux de
divers malades du service. Voici d'abord, comme
terme de comparaison, de l'urine normale avec sa
couleur ambrée; voyez, à côté, ces trois bocaux
remplis d'une urine claire et limpide, incolore
comme de l'eau de roche : c'est de l'urine de diabétique. Celle-ci, au contraire, fortement teintée
en acajou, est celle d'un de nos ictériques; elle
renferme de la bile. En voici une autre incolore,
très peu abondante, c'est celle d'un urémique;
celle-ci presqu'aussi colorée que celle de l'ictérique, peu abondante, présentant un dépôt assez
considérable, vous représente le type de l'urine
des cardiaques.

Pour prendre la densité, nous allons mettre de
l'urine dans une éprouvette et nous allons plonger un pèse-urine gradué, qui n'est qu'un aréo-
mètre. Avant de plonger le densimètre, nous
allons, avec un morceau de papier à filtrer, enle-

ver la mousse qui est à la tranche supérieure du
liquide et qui nous empêcherait de lire la graduation. Vous remarquerez que cette tranche a la
forme d'un ménisque concave ; c'est à la partie
inférieure de ce ménisque que vous devez lire. La
densité normale de l'urine est environ 1020. Nous
allons peser les deux échantillons que vous voyez ;
au premier abord, ces deux urines se ressemblent
beaucoup ; elles sont claires et abondantes : l'une
est celle du diabétique dont je vous ai déjà parlé,
l'autre est celle d'un malade qui est venu à la
consultation, se plaignant de polyurie, et chez
lequel nous n'avons pas trouvé de sucre. Vous
allez voir que malgré leur ressemblance ces deux
urines diffèrent. En effet, pour la première, le
pèse-urine descend jusqu'à la division 1035 ; pour
l'autre, il s'enfonce à peine jusqu'à 1010. Les urines qui contiennent du sucre sont toujours plus
denses que la normale : les urines des polyuriques
le sont au contraire moins.

Le densimètre, comme tous les instruments
gradués, l'a été à la température moyenne de 15°.
Lorsque la température n'est pas exactement 15°,
il faut faire une correction de la façon suivante :
nous allons plonger dans l'urine ce thermomètre
sensible ; la colonne monte rapidement et s'arrête
à 17°. La différence entre 17° et 15° est 2°. On di-
vise cette différence par 3 et on ajoute le résultat

à la densité. Dans l'espèce, la différence divisée
par 3 est 0°,6; la densité réelle est donc 1035,6
pour la première urine, 1010,6 pour la seconde. Si
la différence était en moins, on opérerait de même,
mais on retrancherait le produit de l'opération au
lieu de l'ajouter. Je vous prie d'observer que l'opération mathématique par laquelle on arrive au
chiffre exact de la densité est purement empiri-
que; si vous m'en demandiez la démonstration, je
vous dirais qu'elle ne peut se faire que par l'expérience et qu'on y est arrivé par tâtonnements.

Bouchardat prétend que l'on peut, chez les diabétiques, arriver à connaître la quantité de sucre
au moyen de la densité par le procédé suivant :
on prend les deux derniers chiffres de la densité,
on les double, on les multiplie, par le nombre de
litres émis en vingt-quatre heures. On obtient
ainsi un chiffre qui représente à peu près la tota-
lité des éléments normaux plus le sucre dissous
dans l'urine ; on retranche 50 ou 60, selon l'alimentation du sujet, et ce qui reste représente la
quantité de sucre émise en vingt-quatre heures.

Nous venons de procéder à quatre opérations
qui avaient pour but de nous faire connaître la
quantité, la réaction, la coloration et la densité
de l'urine à examiner. Ces quatre opérations doivent, en général, être faites quelle que soit la
recherche à laquelle vous aurez à vous livrer en-

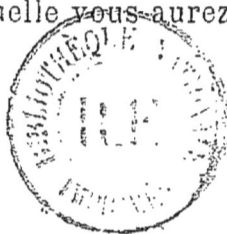

suite, que votre examen doive être partiel ou complet.

Je ne vous parle pas de l'odeur ; elle n'a pas toujours grande importance. Vous pouvez vous approcher de ce bocal renfermant de l'urine ammoniacale ; vous percevrez cette odeur fort désagréable, caractéristique.

III. — Dosage de l'Urée.

MESSIEURS,

Nous entrons aujourd'hui dans le domaine de
la chimie. Nous allons procéder à un dosage
d'élément normal de l'urine, celui de l'urée. Tous
les dosages que nous allons faire s'effectuent au
moyen de liqueurs titrées, c'est-à-dire de liqueurs
qui ont une composition connue et dosée très
exactement. Par ce moyen on sait qu'une quantité connue de cette liqueur précipite ou élimine
une quantité donnée de la substance que l'on
veut doser. Ainsi, nous allons employer pour
l'urée une solution d'hypobromite de soude, telle
qu'une quantité connue de cette solution expulse
d'une quantité d'urine, connue aussi, un volume
d'azote qui correspond à la quantité d'urée. De
même, plus tard, lorsque nous doserons les phosphates, nous emploierons une solution d'azotate
d'urane, telle que chaque centimètre cube de cette
solution correspond à un certain nombre de
milligrammes de phosphates.

Je vous dirai une fois pour toutes que le titre

des liqueurs est connu par l'expérience, et que
ce titre doit être souvent vérifié au moyen de
solutions connues de la substance que vous voulez doser.

Avant de procéder à notre opération, je dois
vous dire en quelques mots ce qu'est l'urée et
quelle est l'utilité de sa recherche.

Je vous présente dans ce flacon cette substance
blanche, cristallisée en aiguilles. C'est de l'urée.
Sa formule chimique est $C^2H^4Az^2O^2$; retenez
qu'elle renferme de l'azote, car c'est tout à l'heure
par le volume de l'azote mis en liberté que nous
connaîtrons le poids de l'urée contenue dans
l'urine examinée. Elle provient de la désassimilation des albuminoïdes. Or, n'oubliez pas que la
désassimilation doit être réglée comme l'assimi-
lation; celui qui désassimile trop est un malade
qu'il faut classer en clinique à l'opposé de celui
qui introduit trop d'aliments sans les assimiler.
Cette désassimilation exagérée se rencontre dans
certaines maladies, notamment dans le diabète,
qu'il s'accompagne de glycosurie ou non. S'il y a
déperdition considérable d'urée sans glycosurie,
on dit qu'il y a azoturie. Cet état a été étudié par
Bouchard, Lecorché, et dans la thèse d'agrégation
de Demange, en 1878. Cette azoturie peut consti-
tuer à elle seule la maladie ou n'être que la
conséquence d'un état pathologique, par exemple

dans les fièvres et au début de la fièvre typhoïde. Je n'ai pas besoin de vous dire que l'urine émise après la digestion, surtout si le repas a été fort azoté, sera très chargée en urée, détail qu'il est important de retenir lorsque vous aurez à faire un dosage. Dans d'autres cas, au contraire, l'urée est diminuée : d'abord, quand l'alimentation est modérée et peu azotée, et j'ai souvent observé que nos malades en éliminaient peu, à cause, sans doute, du régime hospitalier. Vous constaterez aussi cette diminution dans certaines affections du foie. MM. Brouardel et Bouchard attribuent, en effet, à cet organe un rôle important dans les phénomènes physiologiques qui aboutissent à la formation de l'urée.

Vous êtes peut-être étonnés de ne pas m'avoir entendu prononcer encore le mot d'urémie. C'est que vous savez combien est discutée la cause de cet état qui serait dû, non à l'urée, mais à bien d'autres substances, notamment aux sels de potasse, d'après Feltz et Ritter. C'est encore dans les travaux de Bouchard que vous trouverez la discussion de sa pathogénie.

Laissons de côté les intéressantes discussions que pourraient faire naître les questions que nous venons d'ébaucher, et rappelons-nous que le but de notre examen est de savoir si chez le sujet dont nous examinons l'urine, la désassimilation se fait d'une façon normale, fait que vous constaterez si le taux de l'urée se maintient au chiffre d'environ 20 grammes en vingt-quatre heures.

Pour doser l'urée on se sert d'instruments dits uréomètres. Ils sont nombreux. Je ne vous décrirai que celui de M. Denigès (de Bordeaux), que nous employons dans ce laboratoire. Il a l'avantage d'être composé de pièces très simples que l'on peut facilement remplacer quand elles se cassent. Il se compose de quatre pièces : 1° un tube fermé gradué à 10 c. c. et que vous pouvez remplacer par une éprouvette quelconque, même non graduée, car vous pourrez facilement mesurer 10 c. c. avec une pipette ; 2° un autre tube beaucoup plus petit que le précédent, fermé aussi et gradué à 1 c. c. 3 et à 2 c. c. 6 ; 3' une cloche graduée en centimètres cubes à la partie supérieure de laquelle est adapté un tube de caoutchouc continué par un tube de verre recourbé à son extrémité et passant à frottement dur dans un bouchon de caoutchouc ; 4° d'une éprouvette.

Le principe de la réaction est le suivant : l'urée, en présence de l'hypobromite de soude chargé d'un excès d'alcali, donne lieu à un dégagement d'azote dont le volume est proportionné à la quantité d'urée. La liqueur titrée est ainsi préparée : brome, 10 c. c.; lessive des savonniers, 100 c. c.; eau distillée, 200 c. c. Vous voyez que nous avons l'urine dans un récipient d'une part, et d'autre part, cette solution dans une fiole dont le bouchon a été enduit de suif pour éviter l'action du liquide sur le liège.

Les préparatifs consistent à verser 10 c. c. de solution d'hypobromite dans le grand tube et 2 c. c. 6 d'urine dans le petit, et à remplir d'eau l'éprouvette.

Nous allons maintenant introduire le petit tube dans le grand, de façon que les deux liquides ne se mélangent pas. Nous introduisons ensuite la cloche graduée dans l'éprouvette remplie d'eau, de façon que l'eau remonte au-dessus du zéro; nous introduisons le tube recourbé, adapté à cette cloche, dans le grand tube que nous fermons par la même manœuvre avec le bouchon de caoutchouc. L'appareil est prêt à fonctionner.

L'azote dégagé passera dans la cloche et nous n'aurons qu'à lire le nombre de centimètres cubes sur la cloche; mais comme le liquide peut ne pas affleurer exactement au zéro, il faut faire une première lecture. Vous voyez, en effet, que le niveau correspond à 2 c. c. Nous retrancherons donc ces 2 c. c. tout à l'heure.

Pour mettre l'urine au contact de l'hypobromite, vous n'avez qu'à incliner vos deux tubes renfermés l'un dans l'autre et vous voyez immédiatement, au bouillonnement qui se produit, qu'il y a dégagement de gaz ; en même temps, vous voyez que l'eau descend dans la cloche graduée et tombe de l'éprouvette au dehors. Je vous recommande de bien incliner ces deux tubes, de façon que le bec du troisième tube recourbé ne reçoive pas du liquide ; si cet accident vous arrive, vous devez recommencer l'opération.

Le bouillonnement a cessé dans le tube, l'eau ne descend plus dans la cloche, cela indique que le dégagement d'azote est complet. Nous allons lire la graduation en soulevant la cloche jusqu'à ce que l'eau soit au même niveau en dedans et au dehors ; nous voyons qu'il y a un déplacement de 11 c. c. d'azote dans la cloche ; mais nous avons à retrancher 2 c. c. Ce malade élimine donc 9 c. c. d'azote, ce qui correspond à 9 grammes d'urée par litre. Nous sommes loin des 25 grammes par vingt-quatre heures que je vous ai donné comme taux normal. Mais ce malade est un diabétique qui rend 12 litres d'urine par jour, ce qui donne la somme énorme de 108 grammes d'urée en vingt-quatre heures. Regardez, au contraire, le résultat différent chez ce malade couché au n° 7 de la salle Notre-Dame, qui est atteint d'insuffisance rénale : son urine, très pâle, pèse à peine 1003 au densimètre et ne contient pas tout à fait 8 grammes d'urée par litre. Il en rend à peine un litre par jour.

Si vous jugez ces deux malades d'après le seul dosage, vous pouvez dire que chez le premier la désassimilation est très exagérée, et que chez le second il existe un trouble nutritif en sens inverse.

Un point que vous ne devez pas oublier, c'est que certains sujets dont l'alimentation est insuffisante fabriquent très peu d'urée et, par conséquent, en éliminent aussi très peu. Il ne faut pas se presser de porter un pronostic fâcheux dans ces cas avant d'être bien renseigné.

Enfin, un dosage rigoureux devrait être complété par la correction, qui consiste à ramener la température à 15°; mais cette opération est ordinairement inutile en clinique.

V. — Dosage des chlorures et des sulfates.

Messieurs,

Les chlorures proviennent de l'alimentation et des désassimilations organiques. Il en est de même des sulfates et des phosphates. La diminution des chlorures dans les maladies aiguës est d'un pronostic fâcheux; leur absence totale dans la pneumonie est un signe de mort prochaine d'après M. Méhu. Dans nos examens cliniques, nous nous bornerons à la recherche du chlorure de sodium qui est le plus important. Cette recherche est des plus simples.

Nous allons mettre dans cette capsule 10 c. c. d'urine avec 100 c. c. d'eau distillée. Il est très important d'employer de l'eau distillée afin qu'elle ne renferme pas de chlorures. Nous allons ajouter dix gouttes d'une solution de chromate jaune de potasse saturée à froid, et remuer ce mélange. D'autre part, nous allons aspirer dans une pipette, bien exactement, 10 c. c. de cette solution de 29 grammes de nitrate d'argent dans mille grammes d'eau distillée; servez-vous d'une

pipette graduée munie d'une ampoule à la partie
supérieure afin de ne pas laisser pénétrer la solution dans votre bouche. Nous savons donc qu'il y
a 10 c. c. de solution dans la pipette; si nous en
laissons tomber quelques gouttes dans la capsule,
nous voyons se produire une belle coloration
rouge qui va disparaître si nous agitons avec une
baguette de verre. Nous allons recommencer
ainsi jusqu'à ce que la coloration rouge soit persistante, ce qui indique que tous les chlorures sont
précipités. Nous regardons alors la quantité de
solution de nitrate d'argent employée, et nous
voyons qu'elle est égale à 8 c. c. et $^5/_{10}$. Le
titre de la liqueur est tel que chaque centimètre
cube correspond à 1 gramme de chlorure par
litre, mais on retranche dans la pratique 50 centigrammes; nous devons donc compter 8 grammes
par litre, ce qui est le taux normal d'un sujet
sain. L'urine du diabétique, que vous connaissez,
contient 4 grammes par litre, ce qui donne
48 grammes en vingt-quatre heures.

La recherche des sulfates est aussi précise;
mais il faut procéder par tâtonnement. On em-
ploie comme liqueur titrée la liqueur de Marty
qui se prépare de la façon suivante : on fait dissoudre dans un demi-litre d'eau 14 grammes de
chlorure de barium cristallisé, on ajoute 50 c. c.
d'acide chlorhydrique pur, et on complète le

volume à un litre avec de l'eau distillée. Un centimètre cube de cette liqueur correspond à
un gramme de sulfate par litre.

Nous allons maintenant mettre 10 c. c. dans
chacune de ces cinq éprouvettes (nous pourrions
en remplir un plus ou moins grand nombre sans
inconvénients). Je vous recommande deux précautions : d'abord, mettez les éprouvettes que
vous venez de remplir dans un râtelier séparé de
celui dans lequel vous mettrez dans un instant
les éprouvettes contenant l'urine en expérience;
sans cela, il peut y avoir confusion. En second
lieu, ayez toujours soin d'acidifier votre urine avec
quelques gouttes d'acide acétique, à moins que
le papier de tournesol ne rougisse franchement.
Ceci est très important parce que dans l'urine
ammoniacale la liqueur de Marty précipite en
même temps le carbonate d'ammoniaque, ce qui
vous ferait commettre une grosse erreur. N'allez
pas croire que l'urine soit acide parce qu'elle est
fraîche; n'oubliez pas que vous opérez ici sur des
sujets malades dont l'urine peut être alcaline à
l'émission. Regardez, par exemple, cette urine
d'une coloration noirâtre sale; il y en a à peine
250 c. c. émis en vingt-quatre heures. C'est celle
de ce brightique avancé qui est au n° 21 de
la salle Notre-Dame. Elle est émise depuis très
peu de temps et cependant vous allez avoir une

idée de la quantité de carbonate d'ammoniaque
qu'elle contient par la quantité d'acide carbonique
que nous allons dégager. Si nous versons quelques gouttes d'un acide dans une éprouvette
contenant un peu de cette urine, nous voyons
immédiatement une mousse qui déborde. Si nous
pratiquons la même opération sur la même urine
contenue dans un verre à large ouverture, vous
voyez une mousse épaisse qui arrive à la partie
supérieure. Si nous versons cette urine, dégagée
de la mousse, dans une éprouvette et que nous y
ajoutions quelques gouttes d'acide chlorhydrique,
vous voyez encore des bulles de gaz qui montent
à la surface d'une façon continue.

J'ai insisté sur cet exemple pour trois raisons :
la première, c'est qu'il est rare de voir un pareil
dégagement de gaz dans une urine; la deuxième,
pour bien vous rappeler qu'une urine peut être
alcaline même à l'émission, et sans renfermer du
pus; la troisième, afin de bien graver dans vos
esprits la facilité avec laquelle vous commettriez
de grosses erreurs si vous n'opériez pas sur des
urines acides. Je reviens maintenant au dosage
des sulfates.

Nous allons prendre une des éprouvettes dans
laquelle nous avons mis 10 c. c. d'urine, et nous
allons la porter à l'ébullition; puis, nous allons y
verser la liqueur de Marty. Pour cela, nous allons

procéder par tâtonnements. On se base, comme
point de départ, sur ce fait que la quantité de
sulfates correspond ordinairement au dixième de
l'urée. Voici donc une urine normale dont je viens
de doser l'urée et qui en renferme 16 grammes
par litre; d'après notre raisonnement, elle doit
contenir 1^{s}60 de sulfates, qui seront précipités,
d'après le titre de la liqueur, par 1 c. c. 6. Nous
allons donc verser dans l'urine 1 c. c. 6 de liqueur
de Marty. Il se fait un précipité de sulfates. Nous
allons filtrer cette urine et en mettre dans deux
éprouvettes. Lorsqu'il faut faire plusieurs expériences, on finit par avoir devant les yeux une
longue série d'éprouvettes; c'est pour cela que je
vous recommandais au début de les séparer.

Vous voyez que l'urine filtrée est parfaitement
limpide. Nous allons maintenant faire le raisonnement suivant : « Nous avons devant nous deux
éprouvettes renfermant une urine, qui a laissé
des sulfates sur le papier à filtrer; si elle les a
tous abandonnés, nous n'aurons pas un nouveau
précipité par la liqueur de Marty. » Je verse quelques gouttes de cette liqueur et il ne se fait pas
de précipité; donc je suis sûr que tous les sulfates
ont été précipités par notre première opération,
et qu'ils ont été retenus sur le papier à filtrer par
la seconde. Il semble donc que nous n'ayons qu'à
lire sur notre tube la quantité de liqueur em-

ployée. Mais si nous sommes sûrs qu'il y a *au maximum* 1ᵍʳ60 de sulfates, correspondant à la quantité de 1 c. c. 6 de liqueur que nous avons employée, nous ne sommes pas certains qu'il y a *juste* cette quantité. Nous allons nous en assurer avec la seconde éprouvette par le raisonnement suivant : Si l'urine renferme moins de 1ᵍʳ60 de sulfates, toute la liqueur de Marty n'a pas été employée et il en reste dans cette urine; si donc j'ajoute quelques gouttes d'une urine renfermant des sulfates, il va se faire un nouveau précipité. Nous allons donc porter à l'ébullition l'urine d'une des éprouvettes que nous avons en réserve et en verser quelques gouttes dans l'éprouvette contenant de l'urine filtrée. Il se produit un précipité; donc l'urine contient moins de 1ᵍʳ60 de sulfate par litre.

Pour connaître le chiffre exact, nous allons recommencer l'expérience en prenant 1 c. c. 5 de liqueur.

Nous procédons de la même façon et, après filtration, nous nous apercevons que c'est avec la liqueur de Marty que nous obtenons un précipité, tandis que l'urine surajoutée dans la seconde éprouvette n'en donne pas. Cela nous prouve que la quantité est entre 1ᵍʳ50 et 1ᵍʳ60.

Si nous voulions un dosage absolument exact, nous devrions recommencer l'expérience en aug-

mentant chaque fois la quantité de liqueur de
$1/_{10\text{me}}$ de c., c. Il arriverait un moment où nous
n'aurions de précipité dans aucune des deux
éprouvettes.

La notion que nous avons étant très suffisante,
nous ne pousserons pas plus loin. Je vous dirai du
reste que le dosage des sulfates qui, comme vous
le voyez, prend beaucoup de temps, n'a pas la
même importance que celui des autres substances ; aussi pouvez vous souvent le supprimer sans
grand inconvénient.

V. — Dosage des phosphates.

MESSIEURS,

Si le dosage des sulfates n'a pas une importance capitale, celui des phosphates, en revanche, vous fournira d'utiles renseignements au point de vue clinique.

Je n'ai pas à vous dire ici ce qu'est cette maladie ou plutôt cet état que l'on a décrit sous le nom de phosphaturie ; mais sachez que les phosphates sont un aliment indispensable à notre nutrition et que leur déperdition en trop grande abondance est l'indice de troubles sérieux. En dehors des troubles locaux, tels que le retard dans la formation du cal, signalé par Verneuil, la phosphaturie fait partie du cortège de troubles nutritifs que Bouchard a décrit sous le nom de ralentissement de la nutrition D'après le même auteur, les phosphates sont les médiateurs entre les bases et les acides. Vous saisissez donc l'importance de cette recherche.

Il est un principe qui vous servira autant au point de vue clinique qu'au point de vue chimique,

c'est que les phosphates ne sont solubles que dans
l'urine acide; aussi trouverez-vous souvent des
précipités de phosphates dans les urines alca-
lines. Voyez, par exemple, l'urine de ce malade
qui ne produit aucun effet sur le papier de tournesol; le dépôt grisâtre qui est au fond du bocal
ressemble à du pus, et vous avez cru que c'en
était, aussi avez-vous été fort étonnés lorsque
je vous ai montré au microscope que ce dépôt
renfermait à peine quelques globules de pus et
une grande quantité de cristaux de phosphates.
Ce n'est pas ce qu'on appelle la phosphaturie; il
y a simplement précipitation des phosphates.
Pour qu'il y ait phosphaturie, il faut que la dose
de phosphates soit supérieure à la normale.

Quelle est donc cette quantité normale?

Ici encore, si vous voulez faire des dosages
précis, vous devez prendre toute l'urine des vingt-
quatre heures. L'alimentation, en effet, a une
grande importance et l'élimination des phosphates atteint son maximum chez les gros man-
geurs de viande. Il est donc difficile, comme vous
le comprenez, de vous donner un chiffre absolument précis; les auteurs donnent ordinairement
des chiffres qui varient entre deux et trois grammes. Danlos dit que l'on a trouvé souvent des
chiffres supérieurs à cinq grammes. Mais s'il est
presque impossible de vous fixer un chiffre absolu,

il est facile de vous donner un chiffre relatif. En effet, Yvon affirme qu'il résulte d'un grand nombre d'analyses faites par lui qu· l· q· phosphates doit représenter le dixième de la quantité d'urée. Il ajoute que lorsque ce rapport est plus élevé, il y a phosphaturie ; par contre, s'il est très inférieur, il y a azoturie.

Pour vous donner une note aussi exacte que possible, je vous engage à admettre, ce qui est assez précis pour nos examens cliniques, que l'élimination normale des phosphates doit être d'environ 2 à 3 grammes par jour, et que, pour que l'équilibre nutritif existe, cette élimination ne doit pas dépasser le dixième de l'élimination de l'urée. Nous définirons donc la phosphaturie : « L'état d'une urine qui, renfermant un taux normal d'urée, c'est-à-dire 20 à 30 grammes par jour, tient en dissolution une quantité de phosphates supérieure à 2 ou 3 grammes. » Vous remarquerez que je ne vous parle que des sels en dissolution. Lorsque les phosphates sont précipités par suite de l'alcalinité de l'urine, comme dans le cas dont je vous parlais au début de cette conférence, cela ne veut pas dire qu'il y ait phosphaturie ; il en est de même de cet état étudié par Payer sous le nom de pseudo-phosphaturie.

Lorsque vous procédez au dosage des phosphates de l'urine, vous comprenez, d'après ce

2

que je vous ai dit, que vous devez d'abord doser
l'urée, afin de vous rendre compte s'il y a phosphaturie absolue ou relative.

Le principe du dosage des phosphates dans
l'urine est qu'ils sont précipités par l'azotate
d'urane à l'état de phosphate d'urane insoluble
dans l'acide acétique et soluble dans les acides
minéraux; il faudra donc éviter tout à l'heure
l'action de ces acides minéraux, ce que nous
obtiendrons au moyen de l'acétate de soude. Vous
n'êtes pas prévenus que l'opération est terminée
pour les phosphates, comme pour les chlorures,
par une réaction qui se passe sous vos yeux dans
la capsule. Il faut produire cette réaction, qui consiste dans la coloration en rouge brun du ferro-
cyanure de potassium. Nous verrons bientôt com-
ment nous produirons cette coloration.

Il nous faut donc trois réactifs : la liqueur titrée
d'azotate d'urane, l'acétate de soude, le ferro-
cyanure de potassium. Cette dernière est composée de 10 grammes de ferro-cyanure pour 90
grammes d'eau distillée. La seconde, que l'on dési-
gne sous le nom de solution acéto-acétique, est
composée de : acétate de soude, 100 grammes;
acide acétique pur, 50 c. c.; eau distillée, 1,000
grammes. Quant à la solution d'urane, sa préparation présente quelques difficultés; en effet,
vous avez vu, pour les dosages précédents, que

une liqueur préparée d'une manière indiquée était à un titre connu, c'est-à-dire qu'une quantité donnée de cette liqueur correspondait à une quantité donnée de substance recherchée (urée, chlorures, sulfates). Pour l'azotate d'urane il n'en est pas de même parce que ce sel est souvent impur et parce qu'il se charge d'eau pendant la préparation, ce qui fait que l'on n'est jamais sûr de son poids et par conséquent de son titre. Il faut donc préparer votre liqueur et la titrer immédiatement. Toutes ces précautions nous sont inutiles dans les grandes villes, où nous pouvons facilement nous procurer par les chimistes des liqueurs titrées, mais il n'en sera pas toujours de même pour ceux d'entre vous qui exerceront dans la campagne, aussi ai-je cru devoir appeler votre attention sur ces détails. Ces principes posés, vous pouvez préparer votre liqueur d'urane, selon les conseils d'Yvon, en procédant de la façon suivante : Mettez 40 grammes d'azotate d'urane avec 500 c. c. d'eau; faites dissoudre, ajoutez de l'ammoniaque jusqu'à ce qu'il y ait trouble persistant que vous faites disparaître avec quelques gouttes d'acide acétique; complétez le volume à un litre d'eau. Il faut laisser reposer quelques jours et décanter.

Si on était absolument sûr de la valeur de l'azotate de l'urane on connaîtrait facilement le titre

de la liqueur; mais pour les raisons que je viens
de vous donner, vous êtes obligés de vérifier le
titre. Pour cela, vous pouvez, toujours d'après
Yvon, vous servir de la liqueur suivante: phosphate acide d'ammoniaque sec, $3^{gr}087$; eau distillée, q. s. pour 1,000 c. c. Cette solution est telle
que 50 c. c. contiennent 10 centigrammes d'acide
phosphorique. Vous prenez alors 50 c. c. de cette
liqueur et vous savez que la quantité de liqueur
d'urane que vous aurez employée représentera
10 centigrammes d'acide phosphorique. Vous divi-
sez alors 10 centigrammes par le nombre de centimètres cubes employés, et le chiffre vous donne
le titre de la liqueur, c'est-à-dire la quantité de
phosphate précipité par 1 c. c. de liqueur. Pour
vérifier le titre sur la liqueur d'essai, vous procédez comme nous allons procéder tout à l'heure
avec l'urine.

Nous allons, d'après les principes, procéder
devant vous à ce dosage. Pour cela, nous allons
mettre dans cette capsule, que nous plaçons sur
le bec de Bunsen, 10 c. c. d'urine filtrée et 2 c.-c.
environ de la solution acéto-acétique. Pendant
qu'elle chauffe, nous allons disposer sur une
feuille de papier blanc, avec une baguette de
verre, une série de gouttes de ferro-cyanure de
potassium.

Notre mélange étant arrivé à une température

voisine de l'ébullition, j'en prends une goutte
avec ma baguette et je la porte sur une des gouttes de ferro-cyanure. Vous voyez que rien ne se
produit. Je prends dans cette pipette 5 c. c. de
liqueur d'urane, j'en verse quelques gouttes dans
le mélange ; je trempe de nouveau ma baguette,
et je mets une nouvelle goutte sur le ferro-cyanure ; rien ne se produit encore. Vous devez avoir
soin de bien essuyer votre baguette de verre
chaque fois qu'elle a touché le ferro-cyanure, pour
ne pas porter de cette solution dans la capsule.
Après plusieurs essais infructueux, nous finis-
sons par voir une coloration rouge brun sur la
goutte de ferro-cyanure. Cela indique la fin de
l'opération. Nous n'avons plus qu'à lire le nombre
de centimètres cubes employés que nous multi-
plierons par le titre de la liqueur, et nous aurons
ainsi la quantité d'acide phosphorique.

Vous voyez que nous avons employé 4 c. c. 5.
C'est donc 4 c. c. 5 qu'il faut multiplier par le
titre de la liqueur. Ce titre, qui a été établi hier
par mon excellent ami M. Ch. Fabre, professeur à la Faculté des sciences, est celui que l'on
obtient en employant le procédé indiqué par Yvon,
il est égal à $0^{gr}0045$ par centimètre cube. Nous
allons donc multiplier $0^{gr}0045$ par 4 c. c. 5 et nous
trouvons le chiffre de $0^{gr}02025$ pour les 10 c. c.;
le litre en contiendra cent fois plus, c'est-à-dire

2gr023. Vous voyez que ce chiffre s'éloigne peu de la normale. Vous avez, en effet, sous les yeux l'urine d'un sujet sain.

Mais si nous dosons de la même façon l'urine de notre diabétique, vous voyez que nous trouvons une quantité de phosphates égale à 2 grammes par litres, ce qui porte la désassimilation des phosphates au taux de 24 grammes en vingt-quatre heures.

J'appelle votre attention, sans y insister davantage, sur les relations entre la phosphaturie, l'azoturie et le diabète sucré, sur l'élimination excessive des phosphates dans la tuberculose, les affections du système nerveux, etc.; vous trouverez ces indications dans les ouvrages dont je vous ai déjà parlé de Bouchard et de Teissier.

VI. — Dosage du sucre.

Messieurs,

Vous avez entendu M. le professeur Saint-Ange vous faire ces jours-ci une série de leçons sur un malade atteint de diabète, et vous avez pu vous convaincre de l'importance de la recherche et du dosage du sucre chez ces malades. D'autre part, vous allez avoir à suivre ces jours-ci une série d'expériences ayant pour but de vous montrer si la glycosurie diminue sous l'influence de l'anti-pyrine; il est donc temps de vous apprendre le dosage du sucre dans les urines.

Je n'ai pas à revenir, après les leçons qui vous ont été faites, sur la nature du sucre que vous allez doser, ni sur le rôle du foie et du système nerveux dans sa production. Je vous renvoie pour ces importants détails à la leçon que vous avez entendue et qui est publiée dans la *Revue médicale* de Toulouse du 15 novembre 1890. Je n'ai pas non plus à vous rappeler qu'avant qu'il y ait gly-cosurie il y a eu hyperglycémie, et que le diabète sucré est une maladie par ralentissement de la nutrition.

Lorsque vous êtes en présence d'une urine de diabétique, vous devez d'abord vous assurer qu'elle contient du sucre. Vous nous voyez chaque jour dans nos salles procéder à cet examen, qui est des plus simples : vous versez dans un tube à expérience quelques centimètres cubes d'urine et quelques centimètres cubes de liqueur de Fehling, vous chauffez, et, s'il y a du sucre, la liqueur va prendre, par suite de la réduction du cuivre, une teinte jaune orangée, très nette, qui est caractéristique. Je dois vous prévenir tout de suite qu'il y a plusieurs causes d'erreurs sur lesquelles je reviendrai dans un instant.

Lorsque vous êtes sûr qu'il y a du sucre dans l'urine, vous devez, pour le dosage, pratiquer une série de trois opérations : préparer la liqueur, préparer l'urine, procéder au dosage.

Pour préparer la liqueur, vous en mettez un peu dans le tube à expérience et vous la portez à l'ébullition. Si la liqueur ne change pas de couleur, elle est bonne, et vous pouvez l'employer. N'oubliez jamais cette précaution, même pour les simples recherches que vous faites chaque jour.

Vous remarquerez que je n'ai pas mis la liqueur de Fehling sur notre table à expérience ; elle doit toujours être, en effet, maintenue à l'abri de la

lumière. Cette liqueur, que l'on nomme aussi cu-
pro-potassique, doit être titrée, et son titre doit
être vérifié de temps en temps. Je vous ai parlé,
à propos du dosage des phosphates, des précautions à prendre pour le titrage de la liqueur. Vous
devez prendre les mêmes ici. Je n'insiste pas sur
la préparation et le titrage, vous renvoyant pour
ces détails aux traités techniques, notamment à
celui d'Yvon pour les renseignements spéciaux,
et pour les points généraux à ce que je vous ai
dit au sujet du dosage des phosphates.

Votre liqueur étant prête, vous passez à la seconde opération, qui est la préparation de l'urine,
et pour cela vous vous assurerez d'abord qu'il y
a du sucre. Comme je vous le disais tout à l'heure,
plusieurs causes d'erreur peuvent se produire :
d'abord la présence de l'albumine empêche la réduction ; vous devez donc toujours vous assurer
que l'urine examinée n'en renferme pas, et si elle
en renferme, il faut l'en débarrasser avant de
rechercher le sucre. L'urée et certains médicaments, tels que le chloral et le chloroforme, ont
un certain pouvoir réducteur. Mais ce qui vous
trompe le plus souvent c'est cette teinte caramel
que prennent certaines urines riches en phosphates, comme celle que je vous présente. Les dé-
butants s'y trompent fréquemment, aussi je vous
engage à bien regarder la différence entre cette

teinte caramel et la teinte franchement jaune orangé de l'urine sucrée sur ces deux échantillons que je vous mets sous les yeux.

Lorsque vous êtes sûr que l'urine renferme du sucre, vous devez la déféquer, c'est-à-dire en précipiter les extractifs au moyen de l'acétate de plomb, et la filtrer. Cette précaution a été prise avant la conférence pour l'échantillon que vous allez analyser ; si on ne la prend pas, l'urine et la liqueur font une bouillie qui rend le dosage impossible. Vous devez ensuite prendre la densité et la température, comme je vous ai enseigné le faire dans une précédente conférence. Cette prise de la densité est importante, car l'urine doit être diluée, et cette dilution se fait selon la densité. Si la densité est supérieure à 1035, vous étendez l'urine de neuf volumes d'eau distillée, et de quatre seulement si elle est inférieure. Dans l'espèce, la densité, après correction, est 1032 ; nous allons donc mettre dans ce ballon jaugé à 50 c. c. 10 c. c. d'urine et nous allons achever de remplir avec de l'eau distillée. Si la densité eût été supérieure à 1035, nous aurions mis les 10 c. c. d'urine dans un flacon jaugé à 100 c. c., et nous aurions rempli, comme dans le cas précédent, avec de l'eau distillée. Cette dilution a pour but de diminuer autant que possible les causes d'erreurs.

Nous avons donc une liqueur titrée dont nous

sommes sûrs d'une part; d'autre part, une urine préparée. Nous n'avons qu'à les mettre en contact. Je n'ai pas besoin de vous rappeler que là, plus encore que partout ailleurs, c'est sur un mélange de toute l'urine des vingt-quatre heures qu'il faut opérer.

Le matériel est des moins compliqués : un ballon de verre monté sur une pince et une burette de Gay-Lussac graduée en dixièmes de centimètre cube. Nous mettons dans le ballon 10 c. c. de la liqueur de Fehling et nous remplissons jusqu'au zéro la burette de Gay Lussac avec l'urine diluée. Nous portons la liqueur à l'ébullition en agitant pour chauffer également toutes les parties du ballon, puis nous versons par le bec de la burette quelques gouttes d'urine. Vous voyez cette poudre rouge d'oxyde de cuivre qui se précipite et qui va augmenter chaque fois que nous ajouterons de l'urine après avoir chaque fois reporté le mélange à l'ébullition. Nous continuons ainsi jusqu'à ce que tout le cuivre soit précipité. Vous le reconnaîtrez avec un peu d'attention lorsque le liquide, qui était bleu au commencement de l'opération, devient absolument incolore, ce dont vous vous convaincrez en regardant par transparence une feuille de papier blanc.

Nous voici arrivés à ce résultat. Mais je vous rappelle que vous n'y arriveriez pas si vous n'aviez eu soin de précipiter les extractifs avec de l'acétate de plomb. Pour vous en convaincre, je vais faire la même opération devant vous avec la même urine non déféquée. Vous voyez qu'après s'être un peu clarifié, le liquide forme une bouillie qui ne fait qu'augmenter si nous ajoutons de l'urine.

Il ne nous reste plus qu'à regarder la quantité d'urine employée et nous voyons qu'il y en a neuf centimètres cubes. En regardant le titre de notre liqueur, nous voyons que 10 c. c. (qui est la quantité mise dans le ballon au début de l'expérience) sont réduits par 0^{gr}05 de glycose. Nous disons donc que 9 c. c. d'urine diluée renferment 0^{gr}05 de glycose. Nous n'avons donc plus qu'à faire le raisonnement suivant :

$$x \text{ (la quantité de sucre par litre)}$$
$$= \frac{0,05 \times 1\,000 \text{ c. c.}}{9} = \frac{50}{9} = 5^{gr}05^{c}.$$

Mais l'urine est diluée au cinquième, il faut donc multiplier par 5, de même que nous aurions multiplié par 10 si nous avions dilué au dixième, si la densité avait été supérieure à 1035, ce qui nous donne 25^{gr}25 par litre. Or, la femme qui a émis cette urine n'en rend que 2 litres 1/2 par jour, ce qui porte à 62 grammes environ la quantité de sucre rendue en vingt-quatre heures.

Ce chiffre n'est pas exagéré; le malade couché au n° 10 de la salle Notre-Dame en a 20 grammes par litre, et comme il émet 12 litres par jour, la quantité de sucre est de 240 grammes en vingt-quatre heures. Certains malades en rendent davantage.

Il existe d'autres procédés pour la recherche du sucre, notamment les procédés optiques au moyen d'instruments dits saccharimètres. Nous nous bornerons pour aujourd'hui à l'examen déjà fait.

Avant de terminer cette question, j'appelle votre attention sur certains diabétiques atteints de glycosurie intermittente. Vous en avez un exemple dans le malade couché au n° 26 de la salle Notre-Dame. Depuis longtemps qu'il est dans nos salles nous avons fréquemment recherché le sucre dans ses urines, et vous avez pu voir que nos recherches, faites toujours avec la même liqueur, vérifiée chaque fois, donnait des résultats tantôt positifs, tantôt négatifs J'en ai vu un autre cas en ville, ces jours ci, chez un négociant qui avait été opéré de la cataracte quelques mois avant; les dosages faits à cette époque et répétés depuis avaient, eux aussi, été tantôt positifs et tantôt négatifs. Il vient de succomber à des accidents de congestion pulmonaire. Huit à dix jours avant sa mort, la liqueur de fehling n'était pas réduite; trois jours avant la terminaison fatale, la même liqueur était rapidement réduite. Il est bon que vous soyez prévenus de ces faits afin de ne pas vous laisser tromper par une recherche unique lorsque vous aurez des soupçons sur un malade.

L'urine d'un diabétique arrivé à la période ultime renferme une substance nommée acétone, dont la présence serait caractérisée cliniquement par une odeur spéciale de l'haleine et des accidents comateux. Sa nature et sa recherche ne sont pas assez connues pour trouver place dans ces conférences. Il est bon cependant que vous en ayez connaissance.

VII. — Recherche de l'Albumine.

Vous avez bien des fois recherché l'albumine dans les urines de malades du service ou venant à la consultation, et vous n'avez jamais pensé, sans doute, que cet examen si simple touche à une des plus graves questions de l'examen clinique des urines. Il serait fort intéressant d'aborder, au point de vue clinique, tous les côtés de cette question qui occupe encore de nos jours les cliniciens et les biologistes ; mais nous ne devons pas perdre de vue le but de ces Conférences, qui est votre instruction pratique. Nous allons donc limiter la question.

Du reste, n'allez pas m'accuser de laisser de côté une question capitale. Certes, je reconnais toute l'importance de la recherche de l'albumine dans les urines, mais je dois vous mettre en garde contre une trop grande précipitation dans le pronostic que vous porterez sur les malades atteints d'albuminurie. On est, en effet, très enclin à soupçonner une affection et une affection grave du rein lorsque l'on constate ce produit anormal dans une urine, et les praticiens ont, en général, une tendance très prononcée à condamner tout albuminurique par le seul fait qu'il est albuminurique.

Je ne voudrais pas entrer dans le domaine de la clinique, mais je tiens à vous mettre en garde contre cette tendance qui est presque générale, bien qu'elle renferme une part de vérité. Je me bornerai donc à vous dire qu'il en est de l'albuminurique comme du cardiaque : ce n'est pas sur le symptôme qui saute aux yeux qu'il faut baser votre pronostic, mais bien sur l'ensemble des symptômes. Un exemple va vous suffire : voyez cet échantillon d'urine; c'est celui de cet homme jeune qui, à la suite d'un refroidissement intense, est venu avec de l'anasarque; son urine renferme beaucoup d'albumine, et cependant rien ne vous force à porter un fâcheux pronostic, ces affections aiguës guérissant très souvent. Au contraire, voyez cet autre échantillon : à peine un léger nuage se forme sous l'influence des réactifs et cependant ce malade, qui est celui couché au n° 5 de la salle Notre-Dame, est un saturnin atteint de sclérose rénale et qui est dans un état grave. Enfin, je vous rappelle ce malade qui était couché au n° 20 de la salle Notre-Dame que vous avez vu succomber en cinq jours à des accidents urémi-

ques, dont l'urine était remarquable par la quantité énorme de gaz qu'elle dégageait sous l'influence de l'acide chlorhydrique et chez lequel
vous n'avez pas trouvé trace d'albumine. Les
coupes du rein de ce sujet que je vous ai prépa-
rées et montrées vous ont cependant révélé des
lésions profondes de l'épithelium des tubes; à
la vérité, les glomérules paraissaient sains Encore un fait qu'il serait intéressant de discuter;
mais je m'arrête, n'ayant d'autre but que de bien
fixer dans vos esprits ce principe : ne vous hâtez
ni de porter un pronostic fâcheux lorsque l'albu -
mine est abondante dans l'urine, ni de porter un
pronostic favorable quand il en existe peu.

Ceci dit, lorsque vous aurez à pratiquer cette
recherche sur une urine, vous devez, vous clinicien, répondre à trois questions :

L'urine renferme-t-elle de l'albumine?
Si oui, quelle est sa forme biologique?
Quelle est sa signification clinique?

Nous allons répondre à ces trois questions sur
les échantillons qui sont sous vos yeux :

Première question. — L'urine est-elle albumi-
neuse? Ce bocal renferme l'urine de ce brightique
couché au nᵒ 5 de la salle Notre-Dame. J'appelle
votre attention sur un signe qui doit vous donner
l'éveil : c'est cette mousse qui est à la surface et

qui doit vous faire penser à l'albuminurie lorsqu'elle est persistante.

Versons de cette urine dans un tube à expériences et mettons-la en présence d'un réactif, mais auparavant assurons-nous qu'elle est acide. Si elle ne l'était pas, il faudrait l'acidifier avec de l'acide acétique ; si aucune réaction ne se produit, c'est que l'urine est sans albumine.

Nombreux sont les réactifs employés. Les plus usuels sont la chaleur, l'acide azotique, le réactif d'Esbach, celui de Tanret. Tous ces réactifs ont cela de commun qu'ils coagulent l'albumine. S'ils ne coagulaient pas autre chose, la recherche serait facile ; malheureusement, il n'en est pas ainsi et ces réactifs peuvent précipiter d'autres substances. Prenons d'abord un cas facile, l'urine de ce malade, par exemple : chauffons la partie supérieure du liquide et vous voyez immédiatement cette partie supérieure remplie par un nuage blanc, épais, qui tranche d'une façon bien nette sur le reste du contenu. Le même fait va se produire si je verse dans les autres tubes quelques gouttes d'un des trois autres réactifs que je viens de vous indiquer.

Maintenant, prenons cet autre échantillon, chauffons-le. Un nuage se produit. Je verse quelques gouttes d'acide azotique ; vous voyez disparaître ce nuage. Ce n'est sûrement pas de l'albumine. Si nous mettons ces tubes à côté des précédents et que nous les soumettions aux mêmes réactifs, aucun nuage ne se produit. Le nuage était formé par la précipitation des phosphates terreux qui ont été redissous par l'acide azotique.

Voyez maintenant cette urine qui a un aspect boueux : c'est celle de ce malade qui est venu hier à la consultation, effrayé de ce que son urine mousse beaucoup et qui a une bronchite rebelle. Cet aspect est celui de presque toutes les urines avec le froid. En effet, si nous chauffons, elle redevient limpide ; mais si nous continuons de la chauffer sur les parties devenues claires, nous voyons survenir un nuage analogue à celui du n° 5, que l'acide azotique ne fait qu'augmenter au lieu de le dissoudre, comme pour le précédent. Ce malade est donc un albuminurique.

Voici une autre urine qui vient du service de chirurgie et qui appartient à un malade dont la la vessie est malade. L'acide azotique donne un précipité, l'acide acétique de même. Mais si nous ajoutons un excès d'acide acétique, le coagulum ne disparaît pas, tandis qu'il aurait disparu si nous avions été en présence de l'albumine. Cette réaction appartient à la mucine.

Il peut vous arriver quelquefois de n'avoir à votre disposition qu'une très faible quantité d'urine, par exemple chez les petits enfants qui urinent sans prévenir. Dans ce cas, vous emploierez le procédé de Vanlair, rapporté par Bizzozero : il consiste à prendre quelques gouttes d'acide picrique dans une petite pipette que l'on introduit ensuite dans le récipient qui contient l'urine (un dé à coudre, par exemple), en ayant soin de le faire arriver jusqu'au fond de façon que le niveau de l'urine dans le vase soit supérieur à celui du réactif dans le tube ; en élevant le doigt, on fait pénétrer l'urine dans le tube de façon que le liquide ait le même niveau dans le tube et dans le vase, et l'on voit, après avoir essuyé, un anneau d'albumine coagulée au point de contact de l'urine et de l'acide picrique.

L'acide picrique, est, en effet, un des meilleurs réactifs de l'albumine ; il entre dans la composition du réactif d'Esbach. Le réactif de Tanret est un iodure double de mercure et de potassium.

Je n'insisterai pas outre mesure sur le dosage de l'albumine. D'abord, il n'a pas toujours une importance capitale pour la clinique ; en second lieu, les procédés exacts sont longs ; le meilleur est la pesée après dessiccation. Pour les recherches cliniques, le tube d'Esbach est suffisant ; il consiste en un tube à expériences gradué, dans lequel on précipite l'albumine par coagulation. Mais je ne vous donne pas ce procédé comme bien sûr.

Deuxième question. — Quelle est la forme de l'albumine ? On se préoccupe en ce moment des diverses variétés d'albumine que l'on peut rencontrer dans l'urine. Je ne puis ici qu'effleurer cette question, qui est, du reste, encore à l'étude ; je vous dirai seulement que la vraie albumine, celle que nous recherchons dans nos laboratoires, qui est la caractéristique du mal. de Bright, provient directement du sérum sanguin et porte le nom d'albumine rétractile ou de *sérine*. Aussi M. Peter refuse-t-il le nom d'albuminurie pour le remplacer par celui de sérumurie. A côté de la sérine vous pourrez rencontrer de la globuline et des peptones. La globuline provient des globules rouges et se rencontre dans certaines fièvres ; on la distingue de la sérine en ce qu'elle est précipitée à froid par les solutions concentrées de sulfate de magnésie. Les peptones proviennent de la digestion. MM. Bouchard et G. Sée les ont rencontrés dans les urines des sujets atteints de dilatation de l'estomac. Ce sont les hypoalbuminoses de Müller.

Ce serait sortir de notre cadre que d'insister plus longuement sur ces faits encore à l'étude. Si vous désirez des renseignements plus précis, vous en trouverez dans *Wirchow's archive* (t. LXXXIX) et dans un article qui résume l'état de la science sur ce sujet dans la *Gazette des hôpitaux* du mois de juillet 1889, et qui a pour auteur M. Raymond. Sachez seulement que ces trois substances peuvent coexister dans la même urine.

Troisième question. — Quelle est la signification clinique de l'albumine ? Ce que je vous ai dit précédemment me dispense d'être long sur ce sujet. Rappelez-vous surtout que l'albuminurie n'est pas toujours le signe d'une maladie du rein. Il existe des albuminuries passagères dans la grossesse, au début de certaines maladies infectieuses, et M. Jaccoud a récemment appelé l'attention sur l'albuminurie du début de la fièvre typhoïde, qui peut aider souvent au diagnostic. Votre maître, M. le professeur André, a récemment publié d'intéressantes observations sur ce sujet.

Je vous ai montré des urines brightiques, voyez maintenant celle-ci : elle est louche comme celle que nous avons éclaircie tout à l'heure en la chauffant; mais si nous la chauffons dans le tube à expérience, au lieu de s'éclaircir elle nous présente un coagulum épais d'albumine. Ce malade n'est pourtant pas un brightique, mais il pisse du sang par suite d'une lésion vésicale, et c'est l'albumine du sang qui s'est coagulée. Pour la distinguer de l'albumine d'origine rénale, nous n'avons qu'à regarder le dépôt au microscope et nous y trouverons de nombreux globules rouges. Il en est de même pour les urines qui contiennent

du pus et du sperme. Ces liquides renfermant de
l'albumine, l'urine qui en est chargée devra toujours être soumise au repos pour laisser former
le dépôt, et ce dépôt devra être examiné au microscope.

Les causes de l'albuminurie en dehors d'une
lésion rénale sont assez nombreuses, et je ne puis
ici que parler des plus importantes ; aussi me
bornerai-je à vous signaler seulement la théorie
très connue et, du reste, peu acceptée en France,
de Semmola, de Naples, qui pense que l'albuminurie est dyscrasique et que le passage de l'albumine à travers le rein cause les lésions de cet
organe. Tout récemment, M. Merklen a rapporté
des faits d'adolescents ayant des albuminuries
transitoires qui paraissent dues à la fatigue mus-
culaire et ressemblent à celles signalées par Leube
sur des soldats.

J'ai essayé de vous présenter d'une façon aussi
concise et aussi complète que possible cette question complexe de la recherche de l'albuminurie.
Elle n'est assurément pas complète, mais je vous
prie d'observer qu'elle est traitée , non dans un
amphithéâtre de clinique, mais dans un laboratoire et à un point de vue spécial. Avec les don-
nées que vous avez, vous pourrez maintenant
procéder d'une façon utile à l'examen de vos malades et aux recherches de laboratoire, votre expé-

rience quotidienne vous venant en aide ; mais je voudrais vous voir bien retenir les faits suivants : l'albumine n'est pas toujours l'indice d'une lésion rénale ; la sérine, la globuline, les peptones ont des traits de ressemblance, mais se distinguent par des réactions spéciales qui seront mieux connues ainsi que la valeur semeiologique de ces substances à mesure qu'on les étudiera davantage. Certains sels, les phosphates terreux, par exemple, sont précipités par la chaleur, mais se redissolvent dans l'acide azotique ; le pronostic de l'albuminurie appartient plutôt au médecin qu'au chimiste, et repose sur l'ensemble des symptômes plus que sur la manifestation elle-même.

Enfin, rappelez-vous que quelquefois la cause première de la lésion rénale remonte très-haut, et je ne saurais mieux terminer qu'en vous rappelant ce que vous disait souvent votre regretté maître, M. Bonnemaison : « Le typhique est un brightique, et il n'en aura pas de sitôt fini avec son rein. Si vous êtes le médecin de la famille, vous pourrez le retrouver plus tard, et vous verrez les accidents éclater à la suite d'une cause banale, d'un simple refroidissement ».

VIII. — Recherches de la bile et des agents thérapeutiques. — Examen des dépôts.

MESSIEURS,

L'albumine et le sucre ne sont pas les seuls éléments anormaux que vous pouvez rencontrer dans l'urine. Voyez, par exemple, cet échantillon d'une couleur acajou intense; il a été émis par cette femme ictérique, couchée au nᵒ 49 de la salle Notre-Dame.

Nous allons verser dans un verre quelques centimètres cubes d'acide azotique, puis goutte à goutte nous allons faire couler l'urine. A la ligne de jonction des deux liquides, vous voyez ce bel anneau vert surmonté de bleu, de violet et de rouge ; c'est ce qu'on nomme le prisme biliaire ou la réaction de Gmelin. La teinture d'iode nous donne également une couleur vert émeraude. Ces réactions sont caractéristiques de la présence de la bile dans l'intestin.

Certains médicaments doivent aussi s'éliminer par les urines sous peine d'intoxication; tels sont

2.

le salycilate de soude, l'iodure de potassium et bien d'autres. Quelques gouttes de perchlorure de fer suffisent pour donner une coloration violette à cette urine qui renferme du salicylate de soude. Mettez quelques grains d'amidon dans celle-ci, ajoutez-y quelques gouttes d'acide azotique, et là coloration bleue qui se produit indique que l'iodure est éliminé convenablement.

D'autres agents thérapeutiques peuvent être éliminés par l'urine; nous les examinerons si l'occasion se présente.

Voici maintenant divers échantillons d'urine dont nous allons examiner les dépôts. Lorsque vous voulez pratiquer cet examen, ayez soin de faire donner à des malades, comme nous le faisons ici, des bocaux où ils émettent toute l'urine de la journée sans la remuer. Faites couvrir les bocaux pour que les poussières n'y entrent pas, et recommandez aux infirmiers et aux gardes-malades de les vider et de les laver après chacune de vos visites, de façon que vous ayez bien devant les yeux toute l'urine des vingt-quatre heures et que le s sédiments aient le temps de se déposer.

Nous allons examiner d'abord le gros dépôt grisâtre que vous voyez dans l'urine de ce glycosurique intermittent couché au n° 26 de la salle Notre-Dame. Regardez en même temps ce dépôt

absolument pareil de son voisin, un tuberculeux
qui a des accidents vésicaux.

Le manuel opératoire est très simple : vous in-
troduisez une pipette directement dans le fond
du bocal où se trouve le dépôt en bouchant l'ori-
fice supérieur avec votre doigt, vous soulevez ce
doigt pour faire pénétrer le sédiment, vous bou-
chez de nouveau votre pipette et vous l'enlevez ;
enfin, vous en laissez tomber une goutte sur une
lame de verre, vous la recouvrez d'une lamelle
et vous la portez sur la platine du microscope.
Je vous recommande de ne pas chercher à mettre sur la lame une goutte très épaisse, vous
n'aboutiriez qu'à obscurcir votre préparation.
Examinez maintenant ces deux gouttes qui vous
paraissaient semblables et vous voyez que celle du
tuberculeux atteint de cystite est formée de corps
arrondis qui ne sont que des globules blancs,
tandis que celle du glycosurique est formée de
corps en forme de cercueils qui sont des cristaux
de phosphate ammoniaco-magnésien. Vous voyez
que l'examen microscopique vous a permis de faire
le diagnostic.

Prenons maintenant ces deux dépôts d'une
nuance différente de celle des précédents : l'un
est rose, l'autre d'un rouge très sombre, presque
noir. En procédant comme je viens de vous l'indiquer, vous voyez que ces dépôts sont formés par

des corps arrondis, mais qui diffèrent entre eux; les uns sont des globules rouges plus ou moins modifiés et vous indiquent que l'urine renferme du sang; les autres sont des petits corps transparents au centre, réunis en agrégats qui les rendent semblables à des microbes, ce sont des cristaux d'urate de soud. On en rencontre souvent dans l'urine des rhumatisants. J'appelle votre attention sur eux parce que leur forme, quand on ne la connaît pas, ne rappelle pas celle d'un cristal.

Vous allez examiner ce dépôt qui est celui d'un brightique avancé, et en cherchant avec soin, vous y voyez des corps granuleux, allongés qui sont des cylindres, caractéristiques d'une lésion rénale grave. Je n'insiste ni sur leur forme ni sur la technique de leur recherche, parce que c'est une grosse question, bien décrite dans des traités d'histologie, et que nous étudierons à l'occasion. (Il ne faut pas les confondre avec ces gros cylindres allongés qui sont des filaments de chanvre ou de coton.) — Vous pourriez encore trouver dans les urines des débris épithéliaux des organes voisins, des cellules imbriquées du bassinet chez les malades atteints de pyelite, des cristaux d'acide urique et autres, des microbes, comme je vous en ai montré lors de notre deuxième conférence. Je ne puis que vous les signaler, car une description théorique serait sans utilité. Nous les étudierons à mesure que l'occasion se présentera. Du reste, vous ne serez jamais embarrassés par la présence d'un dépôt quelconque parce que vous avez des planches fort bien faites, soit dans les traités classiques d'analyse d'urine, soit dans des ouvrages d'anatomie pathologique.

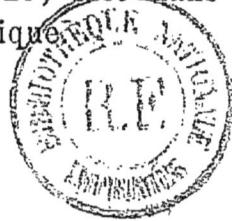

Toulouse, Imp. DOULADOURE-PRIVAT, rue St-Rome, 39. — 8740